I0705254

SMOOTHIES PARA UN CORAZÒN SALUDABLE

VITALIDAD CARDÌACA

MONIK ROJAS

DEDICATORIA

A ti, que has sentido el peso de una vida afectada por los latidos inquietos de un corazón que parece no encontrar calma, este libro es para ti. Sé lo que es vivir con la incertidumbre de los síntomas, con el miedo de cada latido acelerado o ese cansancio inexplicable que te deja sin fuerzas. Sé lo que es desear un cambio, anhelar una vida en la que puedas respirar profundo sin preocuparte por tu salud.

Este libro está hecho con la esperanza de ofrecerte una nueva perspectiva, una forma de tomar las riendas de tu bienestar, de reconectar con tu cuerpo, tu salud y tu vitalidad. Cada receta, cada consejo, ha sido creado pensando en ti, en que puedas encontrar alivio, fuerza y la tranquilidad que tanto mereces.

Que este viaje sea el principio de una vida en la que tu corazón vuelva a ser sinónimo de energía y bienestar, donde cada día puedas sentirte más fuerte, más saludable, y, sobre todo, más libre.

Con todo mi cariño y el deseo sincero de que encuentres en estas páginas una nueva esperanza para tu vida.

INDICE

INTRODUCCIÓN

¡Bienvenida a un emocionante viaje hacia una vida más saludable y vibrante! Este libro, está diseñado para ser tu compañero ideal en la búsqueda de un corazón fuerte y enérgico. Aquí descubrirás cómo simples cambios en tu dieta pueden tener un impacto profundo en tu salud cardiovascular, y lo mejor es que disfrutarás cada paso del camino.

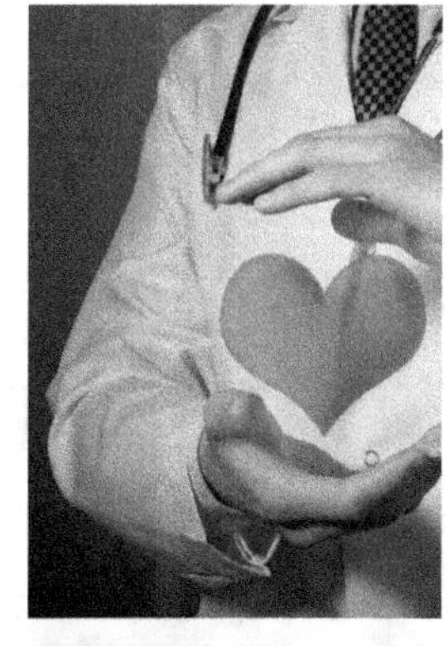

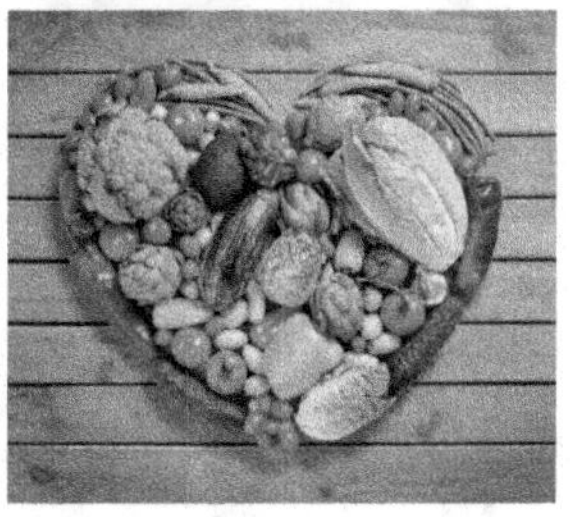

Cómo los Smoothies pueden beneficiar tu Salud Cardiovascular

Quizás te preguntes, ¿cómo pueden unos simples smoothies ser tan poderosos? La respuesta está en los ingredientes que elegimos y en la forma en que combinamos sabores y nutrientes para ofrecer beneficios concretos a tu corazón. Los smoothies, son una forma deliciosa y conveniente de incorporar frutas y verduras ricas en antioxidantes, fibra, y grasas saludables, todos cruciales para mantener tu sistema cardiovascular en óptimas condiciones. Imagina darle a tu corazón una dosis concentrada de salud con cada sorbo. Desde reducir la presión arterial hasta mejorar los niveles de colesterol, descubrirás cómo cada receta en este libro está diseñada para apoyar y fortalecer tu corazón de manera efectiva.

QUÉ ENCONTRARÁS EN ESTE EBOOK?

En las siguientes páginas, te guiaremos a través de una serie de recetas deliciosas y nutritivas, cada una cuidadosamente elaborada para maximizar los beneficios para tu salud cardíaca. Además de recetas, te proporcionaremos información esencial sobre los ingredientes claves, consejos prácticos para hacer los smoothies más nutritivos, y estrategias para integrar estos poderosos elixires en tu vida diaria. Prepárate para explorar cómo pequeños cambios pueden llevarte a un gran impacto en tu bienestar general.

Así que, ¿estás listo para dar el primer paso hacia un corazón más saludable? ¡Vamos a comenzar a descubrir el poder de un smoothie en tu salud cardiovascular!

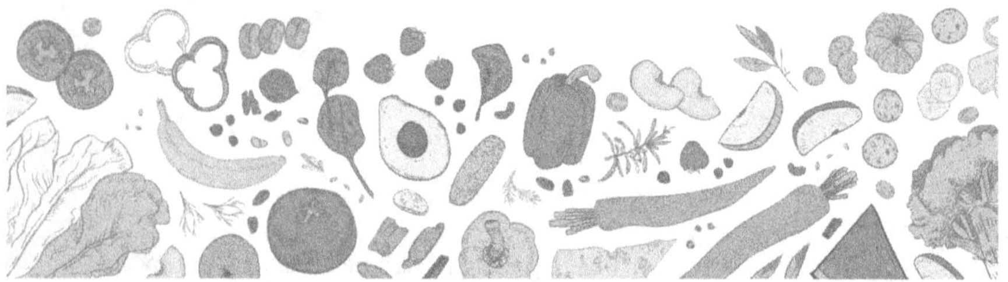

CAPITULO 1

El Corazón: Tu Motor de Vida

- Anatomía y función del Corazón

El corazón es un órgano vital que funciona como una bomba para mantener la sangre en movimiento a través de todo el cuerpo. De tamaño similar a un puño, está ubicado ligeramente hacia la izquierda del pecho y está compuesto principalmente de músculo. Este músculo cardíaco es especial porque puede contraerse de manera continua y rítmica sin fatiga, lo que permite que el corazón bombee sangre de manera constante durante toda la vida.

El corazón se divide en cuatro cavidades: dos aurículas (superiores) y dos ventrículos (inferiores). Las aurículas reciben la sangre, mientras que los ventrículos se encargan de bombearla. La sangre pobre en oxígeno llega al lado derecho del corazón y es enviada a los pulmones para recibir oxígeno. Luego, la sangre rica en oxígeno regresa al lado izquierdo del corazón y se bombea al resto del cuerpo.

El corazón funciona gracias a una serie de válvulas que aseguran que la sangre fluya en la dirección correcta, sin retrocesos. Estas válvulas se abren y cierran en sincronía con cada latido del corazón, controlando el flujo de sangre de manera eficiente.

- Cómo funciona el Sistema Cardiovascular.

El sistema cardiovascular está compuesto por el corazón, los vasos sanguíneos (arterias, venas y capilares) y la sangre. Su función principal es transportar oxígeno, nutrientes y hormonas a las células del cuerpo, además de eliminar desechos como el dióxido de carbono. El proceso es el siguiente:

1. Ciclo Pulmonar (Circulación Menor): La sangre desoxigenada entra al corazón por las venas cavas (superior e inferior) hacia la aurícula derecha. Desde allí, pasa al ventrículo derecho, que la bombea a los pulmones a través de las arterias pulmonares. En los pulmones, la sangre recibe oxígeno y se libera dióxido de carbono.
2. Ciclo Sistémico (Circulación Mayor): La sangre oxigenada regresa al corazón a través de las venas pulmonares hacia la aurícula izquierda. Luego pasa al ventrículo izquierdo, que es la cavidad más fuerte del corazón, y desde allí se bombea a todo el cuerpo a través de la arteria aorta.

Este proceso de bombeo se repite entre 60 y 100 veces por minuto, lo que genera el latido del corazón. Cada latido asegura que el oxígeno y los nutrientes lleguen a las células del cuerpo y que los desechos sean eliminados de manera eficiente.

En resumen, el corazón es el motor que mantiene el cuerpo funcionando, entregando el combustible esencial para la vida y asegurando que cada célula reciba lo que necesita para mantener la energía, la salud y la vitalidad.

Síntomas de problemas Cardiovasculares.

- Señales tempranas a tener en cuenta

El cuerpo a menudo envía señales sutiles cuando el corazón no está funcionando de manera óptima. Reconocer estas señales a tiempo puede ser crucial para prevenir problemas más serios. A continuación, se describen algunos de los síntomas tempranos más comunes:

- Fatiga: Sentirse excesivamente cansado o agotado sin una razón aparente puede ser una señal de que el corazón no está bombeando suficiente sangre oxigenada al cuerpo. Esto puede deberse a que el corazón tiene que trabajar más para mantener el flujo sanguíneo adecuado, lo que hace que te sientas débil o fatigado incluso después de realizar actividades cotidianas.

- Mareos o desmayos: Experimentar mareos, aturdimiento o desmayos puede ser una señal de que el corazón no está bombeando suficiente sangre al cerebro. Esto puede ocurrir debido a una baja presión arterial o una mala circulación, lo que indica que algo no está funcionando correctamente en el sistema cardiovascular.
- Presión en el pecho: Sentir una presión, opresión o incomodidad en el pecho es una de las señales tempranas más comunes de problemas cardíacos. Esta sensación, conocida como angina, puede aparecer durante el ejercicio, el estrés o incluso en reposo, y es una señal de que el corazón no está recibiendo suficiente oxígeno.
- Dificultad para respirar (Disnea): La dificultad para respirar, especialmente durante actividades que antes eran fáciles, puede ser un signo de insuficiencia cardíaca o problemas con el sistema circulatorio. El corazón no está bombeando eficientemente, lo que causa acumulación de líquido en los pulmones, dificultando la respiración.
- ·Palpitaciones o ritmo cardíaco irregular: Si sientes que tu corazón late demasiado rápido, demasiado lento o de forma irregular, puede ser un signo de arritmias cardíacas. Estas irregularidades pueden ser inofensivas en algunos casos, pero en otros, podrían indicar problemas más graves.

Síntomas más graves que requieren atención médica urgente.

Existen síntomas que, cuando se presentan, requieren atención médica inmediata. Estos signos podrían estar indicando un problema cardiovascular serio, como un ataque al corazón o insuficiencia cardíaca. Si experimentas alguno de los siguientes síntomas, es fundamental buscar ayuda médica de inmediato:

- Dolor intenso en el pecho: Un dolor agudo, fuerte y persistente en el pecho es una señal clásica de un ataque al corazón. Este dolor a menudo se irradia hacia el brazo izquierdo, la mandíbula o la espalda. Aunque puede variar en intensidad, cualquier dolor en el pecho que dure más de unos minutos o que desaparezca y regrese debe tomarse en serio.

- Dificultad grave para respirar: Si la dificultad para respirar empeora rápidamente, puede ser una señal de insuficiencia cardíaca o un ataque cardíaco. La acumulación rápida de líquido en los pulmones puede hacer que respirar sea extremadamente difícil.
- Sudoración excesiva (Sudor Frío): Sudar profusamente sin razón aparente, acompañado de otros síntomas como dolor en el pecho o mareos, es una señal de alarma. La sudoración fría es una respuesta del cuerpo a una emergencia interna, como un ataque al corazón.
- Náuseas o vómitos: Aunque a menudo se asocian con otros problemas de salud, las náuseas o los vómitos repentinos, especialmente si van acompañados de dolor en el pecho o dificultad para respirar, pueden ser una señal de problemas cardíacos, sobre todo en mujeres.
- Dolor en otras partes del cuerpo: Un ataque al corazón puede no solo manifestarse como dolor en el pecho. Algunas personas experimentan dolor en áreas como los brazos, el cuello, la mandíbula, la espalda o el estómago. Estos dolores pueden ser sutiles o intensos, pero siempre deben ser tomados en serio.
- Pérdida del conocimiento (Desmayo): El desmayo súbito, especialmente cuando va acompañado de otros síntomas cardíacos, es una señal de que el corazón no está bombeando suficiente sangre al cerebro. Esto puede ser el resultado de una arritmia o un ataque al corazón.

Factores de riesgo para la Salud del Corazón.

- Hipertensión y colesterol alto: El Impacto en el Corazón

La hipertensión (presión arterial alta) y el colesterol alto son dos de los factores de riesgo más comunes que afectan negativamente la salud del corazón. Ambos pueden pasar desapercibidos, ya que a menudo no presentan síntomas claros, pero su impacto a largo plazo es significativo.

Cuando la presión arterial es constantemente alta, el corazón tiene que trabajar más para bombear la sangre. Esto causa un esfuerzo excesivo que, con el tiempo, debilita el músculo cardíaco. La hipertensión también daña las arterias, haciéndolas más rígidas y menos elásticas, lo que aumenta el riesgo de ataques cardíacos y accidentes cerebrovasculares. El colesterol es una sustancia grasa que, en exceso, puede acumularse en las paredes de las arterias. Con el tiempo, esto forma placas que restringen el flujo de sangre al corazón y otros órganos vitales. Esta condición, conocida como aterosclerosis, aumenta el riesgo de ataques cardíacos y otros problemas cardiovasculares graves. Ambas condiciones pueden controlarse y mejorarse a través de cambios en el estilo de vida, como una dieta equilibrada, ejercicio regular, y, en algunos casos, con medicamentos recetados por un médico.

El estilo de vida: Hábitos que afectan la Salud Cardiovascular.

Muchas de las decisiones que tomamos a diario tienen un impacto directo en la salud de nuestro corazón. Los factores de estilo de vida son modificables, lo que significa que con los cambios correctos, es posible reducir considerablemente el riesgo de enfermedades cardíacas. Algunos de los hábitos que afectan negativamente al corazón incluyen:

- Fumar: El tabaco es uno de los mayores enemigos del corazón. Fumar daña las paredes de las arterias, lo que facilita la acumulación de placa y endurece los vasos sanguíneos. Esto aumenta la presión arterial y disminuye los niveles de oxígeno en la sangre, forzando al corazón a trabajar más de lo necesario. Dejar de fumar es una de las mejores cosas que puedes hacer por tu salud cardíaca.

- Dieta poco saludable: El consumo excesivo de alimentos ricos en grasas saturadas, azúcares y sodio contribuye al aumento del colesterol y la presión arterial. Una dieta pobre en frutas, verduras, granos enteros y grasas saludables priva al corazón de los nutrientes que necesita para funcionar correctamente. Optar por alimentos frescos y naturales es clave para proteger tu corazón.

- Sedentarismo: La falta de actividad física está estrechamente relacionada con un mayor riesgo de enfermedades cardíacas. El ejercicio regular fortalece el corazón, mejora la circulación y ayuda a mantener un peso saludable. Un estilo de vida sedentario, por otro lado, contribuye al aumento de peso, la hipertensión y el colesterol alto.

Factores genéticos y predisposición.

Aunque gran parte del riesgo cardiovascular está bajo nuestro control, existen algunos factores que no podemos modificar. La herencia genética juega un papel importante en la salud del corazón. Si tienes antecedentes familiares de enfermedades cardíacas, tu riesgo de desarrollar problemas similares es mayor.

- Predisposición genética: Si tus padres o abuelos han sufrido de hipertensión, ataques cardíacos o colesterol alto, es posible que tengas una mayor tendencia a desarrollar estos problemas. Sin embargo, conocer esta predisposición te permite tomar medidas preventivas, como monitorear regularmente tu presión arterial y niveles de colesterol, y hacer ajustes en tu estilo de vida.

- Enfermedades congénitas: Algunas personas nacen con defectos cardíacos o condiciones que afectan el funcionamiento del corazón. Aunque no se pueden prevenir, estas condiciones pueden manejarse adecuadamente con un tratamiento médico temprano y un estilo de vida saludable.

Cómo cuidar tu corazón de manera efectiva.

Cuidar tu corazón es esencial para vivir una vida larga y saludable. A continuación, se detallan algunas estrategias clave para mantener la salud cardiovascular de manera efectiva.

- Alimentación balanceada: Rica en Antioxidantes, fibra y grasas saludables: Una dieta adecuada es fundamental para mantener el corazón en óptimas condiciones. Los alimentos ricos en antioxidantes, fibra y grasas saludables ayudan a reducir el riesgo de enfermedades cardíacas.
- Antioxidantes: Estos compuestos protegen las células del daño causado por los radicales libres. Los encuentras en frutas y verduras de colores intensos como bayas, espinacas, zanahorias y tomates.
- Fibra: La fibra soluble, presente en alimentos como la avena, legumbres y frutas, ayuda a reducir los niveles de colesterol malo (LDL) en la sangre, evitando la acumulación de placa en las arterias.
- Grasas saludables: Incorporar grasas insaturadas, como las que se encuentran en el aguacate, las nueces, el aceite de oliva y los pescados grasos (salmón, atún), ayuda a mantener el colesterol en equilibrio y protege las arterias.

La importancia del ejercicio físico regular.

El ejercicio regular es una de las mejores formas de cuidar el corazón. La actividad física fortalece el músculo cardíaco, mejora la circulación y reduce factores de riesgo como la presión arterial alta y el colesterol.

Beneficios del ejercicio: Actividades aeróbicas como caminar, correr, nadar o andar en bicicleta mejoran la salud cardiovascular. Además, el ejercicio regular ayuda a mantener un peso saludable y reduce el estrés, otro factor de riesgo para el corazón.

Frecuencia: Se recomienda al menos 150 minutos de actividad física moderada a la semana. Puedes dividirlo en sesiones de 30 minutos al día, 5 veces por semana.

Mantener un peso saludable y controlar el estrés.

Un peso saludable disminuye la carga de trabajo del corazón y reduce el riesgo de desarrollar enfermedades como la hipertensión y la diabetes, que pueden dañar el sistema cardiovascular.

- Control del peso: Para mantener un peso adecuado, es importante equilibrar la ingesta calórica con la actividad física diaria. Los cambios simples en la alimentación, como reducir las porciones y optar por alimentos frescos, pueden ayudar a lograr este objetivo.
- Manejo del estrés: El estrés crónico puede aumentar la presión arterial y liberar hormonas que afectan negativamente al corazón. Técnicas como la meditación, el yoga, y la respiración profunda pueden ayudarte a reducir el estrés. Encontrar actividades que disfrutes y practicar el autocuidado son maneras efectivas de mantener la calma y proteger tu salud cardíaca.
- Dormir lo suficiente para reparar y mantener la Función Cardiovascular.

El sueño es esencial para la salud general y, en particular, para el corazón. Durante el sueño, el cuerpo repara tejidos y regula procesos importantes como la presión arterial.

Cantidad de sueño: Se recomienda dormir entre 7 y 9 horas por noche. Un sueño insuficiente o de mala calidad está relacionado con un mayor riesgo de hipertensión, enfermedades cardíacas y obesidad.

Consejos para mejorar el sueño: Establecer una rutina de sueño regular, evitar la cafeína antes de acostarse y crear un ambiente de descanso adecuado puede ayudar a mejorar la calidad del sueño, lo que a su vez beneficia tu salud cardiovascular.

Importancia de revisiones médicas regulares y monitoreo de presión arterial y colesterol.

Las revisiones médicas periódicas son cruciales para la prevención de enfermedades del corazón.

- Monitoreo de presión arterial: La hipertensión es conocida como el "asesino silencioso" porque a menudo no presenta síntomas. Revisar tu presión regularmente te permite detectar problemas a tiempo y tomar medidas correctivas.

- Control del colesterol: Medir los niveles de colesterol te ayuda a identificar si estás en riesgo de aterosclerosis, una condición en la que las arterias se endurecen por la acumulación de placa.

- Chequeos médicos: Además de monitorear la presión arterial y el colesterol, es importante realizar exámenes de sangre y evaluaciones cardíacas periódicas, especialmente si tienes antecedentes familiares de enfermedades del corazón o factores de riesgo conocidos.

CAPITULO 2

En este capítulo, exploraremos los ingredientes que forman la base de nuestros smoothies para un corazón saludable. Cada uno de ellos no solo añade sabor y textura, sino que también proporciona nutrientes esenciales que fortalecen tu sistema cardiovascular. Aquí te desglosamos cada grupo de ingredientes y sus beneficios específicos para tu corazón.

Frutas que benefician al Corazón.

- **Bayas (Fresas, Arándanos, Frambuesas).**

Las bayas son una excelente fuente de antioxidantes, especialmente antocianinas y flavonoides, que ayudan a reducir la inflamación y proteger las células del daño oxidativo. Las fresas son ricas en vitamina C, que ayuda a mejorar la salud arterial, mientras que los arándanos y las frambuesas contienen fibra y fitonutrientes que pueden ayudar a reducir la presión arterial y el colesterol LDL.

- **Manzanas y Peras.**

Ambas frutas están cargadas de fibra soluble, especialmente pectina, que ayuda a reducir los niveles de colesterol en sangre. También son ricas en antioxidantes y vitaminas que contribuyen a una mejor salud cardiovascular. Las manzanas y peras proporcionan un dulce natural sin añadir azúcares refinados, manteniendo así tu corazón en forma.

- Aguacates.

Los aguacates son una excelente fuente de grasas saludables monoinsaturadas, que son beneficiosas para el corazón. Además, contienen potasio, que ayuda a regular la presión arterial, y antioxidantes como la luteína y la vitamina E, que protegen las arterias del daño oxidativo.

Verduras y Hojas Verdes

• Espinacas

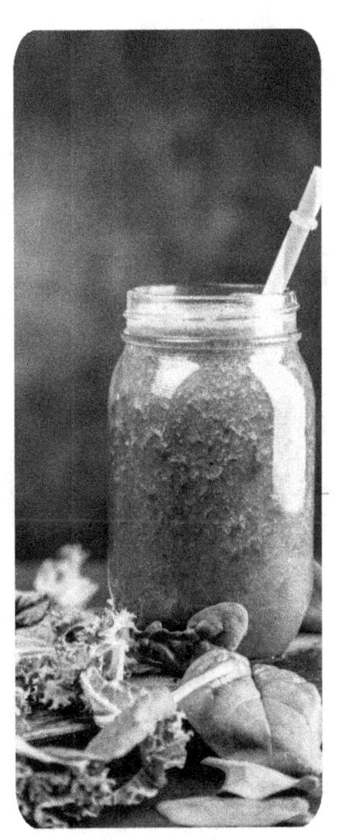

La espinaca es rica en nitratos, que pueden ayudar a mejorar la función arterial y reducir la presión arterial. También contiene vitamina K, que es esencial para la salud del sistema cardiovascular, así como una variedad de antioxidantes y minerales.

• Kale (Col Rizada)

El kale es una verdura de hoja verde con un alto contenido de fibra, vitaminas A, C y K, y antioxidantes como los flavonoides. Estos nutrientes contribuyen a la salud del corazón al reducir la inflamación y mejorar la función arterial.

Semillas y Nueces

- *Semillas de Chía y Lino.*

Estas semillas son ricas en ácidos grasos omega-3, que son esenciales para mantener el corazón saludable. También contienen fibra, que ayuda a controlar los niveles de colesterol y a mantener la salud digestiva. Las semillas de chía y lino también proporcionan antioxidantes y minerales como el magnesio, que contribuyen a la salud cardiovascular.

- *Nueces y Almendras*.

Las nueces y almendras son ricas en grasas saludables, fibra, y antioxidantes. El consumo regular de estas nueces ha demostrado reducir el riesgo de enfermedades cardíacas al mejorar los niveles de colesterol HDL (bueno) y reducir la inflamación.

Líquidos Saludables

- *Leche de Almendras y otras alternativas*

La leche de almendras es una opción baja en calorías y libre de colesterol que puede sustituir la leche de vaca en tus smoothies. Es rica en vitamina E, que actúa como un antioxidante para proteger las arterias. Otras alternativas como la leche de avena y de cáñamo también ofrecen beneficios similares.

- *Agua de Coco*

El agua de coco es una fuente natural de potasio, que ayuda a regular la presión arterial y a mantener el equilibrio de líquidos en el cuerpo. Es baja en calorías y puede ser un hidratante efectivo, ideal para añadir a tus smoothies.

- **Cacao en Polvo**

El cacao en polvo sin azúcar es rico en flavonoides, que tienen propiedades antioxidantes y antiinflamatorias. Estos compuestos pueden ayudar a mejorar la circulación y reducir el riesgo de enfermedades cardíacas.

- **Jengibre y Cúrcuma**

El jengibre y la cúrcuma son especias con propiedades antiinflamatorias y antioxidantes. El jengibre puede ayudar a mejorar la circulación y reducir el riesgo de coágulos, mientras que la cúrcuma contiene curcumina, que es conocida por sus efectos positivos en la salud cardiovascular.

Estos ingredientes no solo aportan sabor y variedad a tus smoothies, sino que también te proporcionan los nutrientes necesarios para mantener tu corazón saludable y en forma. Al combinarlos en tus recetas, estarás dando un gran paso hacia una vida más saludable y llena de vitalidad.

CAPÍTULO 3
Recetas de Smoothies para la Salud Cardiovascular

¡Bienvenido al capítulo donde transformamos ingredientes saludables en deliciosos smoothies que apoyan tu salud cardiovascular! Cada receta ha sido elaborada para ofrecer beneficios específicos, desde mejorar tu presión arterial hasta reducir el colesterol. Disfruta de estos sabores frescos mientras cuidas de tu corazón.

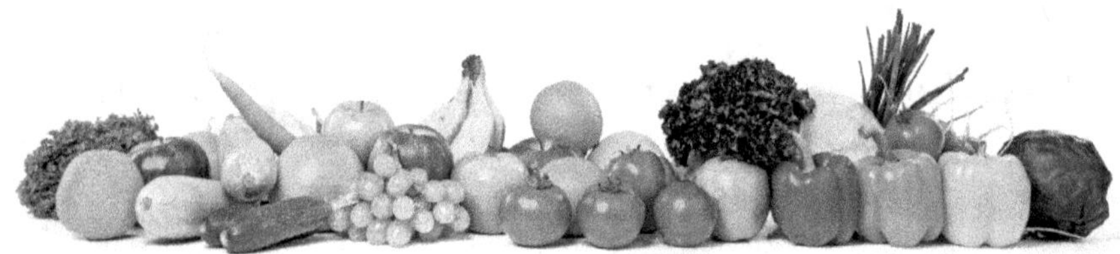

Preparación general para todos los Smoothies

- Lavar bien todos los ingredientes frescos con abundante agua (frutas y hojas), y asegúrate de que estén bien escurridos.
- Pelar y cortar las frutas en trozos manejables.
- Colocar todos los ingredientes en la licuadora, incluyendo frutas, verduras, yogurt griego, semillas y cualquier otro aditivo o suplemento que contenga el smoothies que hayas seleccionado. Conjuntamente con el líquido base (como leche de almendra, agua de coco, jugo sin azúcar, entre otros).
- Licuar a alta velocidad hasta que todos los ingredientes se mezclen bien y obtengas una textura suave.
- Sirve inmediatamente en un vaso para disfrutar de su frescura y nutrientes óptimos.

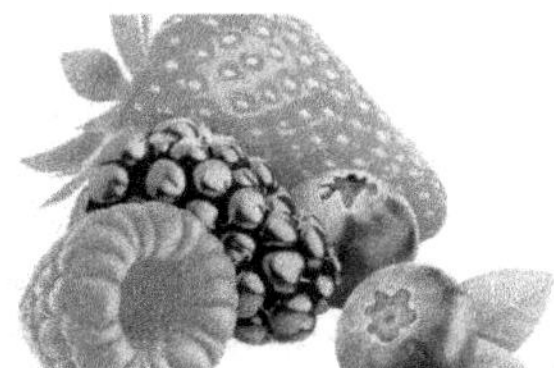

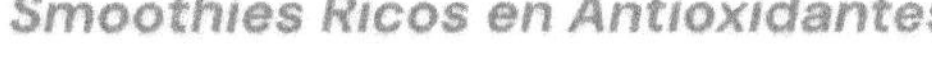

- ### *Smoothie de Bayas del Corazón*

Beneficios: Las bayas están cargadas de antioxidantes que ayudan a reducir la inflamación y proteger las células del daño oxidativo. También mejoran la circulación y la salud arterial.

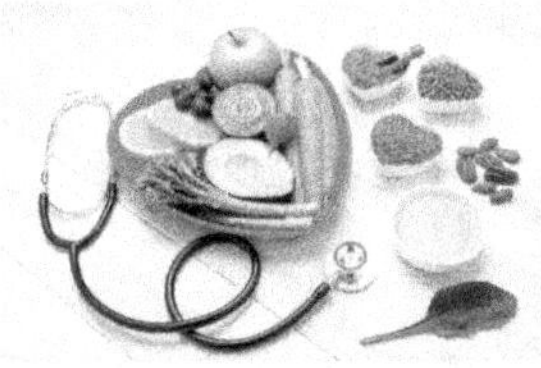

Ingredientes:

- 1 taza de fresas frescas
- 1/2 taza de arándanos
- 1/2 taza de frambuesas
- 1 plátano o cambur maduro
- 1 taza de leche de almendra sin azúcar
- 1 cucharadita de miel (opcional)

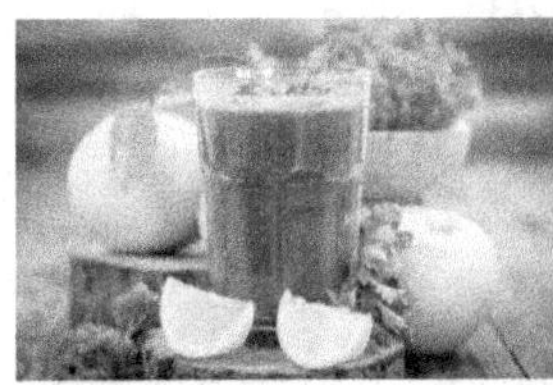

Smoothie Verde Energizante.

Beneficios: Este smoothie verde está lleno de antioxidantes y nutrientes esenciales que ayudan a desintoxicar el cuerpo y mantener la energía alta, mientras apoyan la salud del corazón.

Ingredientes:

- 1 taza de espinacas frescas
- 1/2 taza de kale (col rizada)
- 1 manzana verde, sin corazón y cortada en trozos
- 1 plátano o cambur
- 1 taza de agua de coco
- Jugo de 1 limón

SMOOTHIES PARA LA REDUCCIÓN DEL COLESTEROL

SMOOTHIE DE AGUACATE Y ESPINACAS

Beneficios: Este smoothie combina grasas saludables del aguacate con los nitratos de la espinaca para ayudar a reducir el colesterol LDL y mejorar la salud arterial.

Ingredientes:

- 1 aguacate maduro
- 1 taza de espinacas frescas
- 1 plátano o cambur
- 1 taza de leche de almendra sin azúcar
- 1 cucharadita de semillas de chía

SMOOTHIE DE MANZANA VERDE Y CANELA

Beneficios: Las manzanas verdes son ricas en fibra que ayuda a reducir el colesterol, mientras que la canela aporta propiedades antioxidantes y antiinflamatorias.

Ingredientes:

- 1 manzana verde, sin corazón y cortada en trozos
- 1/2 cucharadita de canela en polvo
- 1 taza de leche de almendra sin azúcar
- 1 cucharadita de miel (opcional)
- 1/2 taza de yogurt griego natural (opcional)

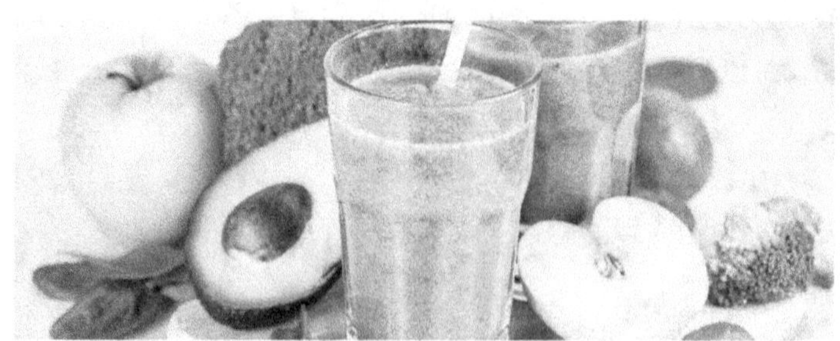

SMOOTHIES PARA UNA PRESIÓN ARTERIAL SALUDABLE

Smoothie de Pepino y Menta

Beneficios: El pepino es hidratante y bajo en sodio, mientras que la menta ayuda a mejorar la circulación y la digestión, contribuyendo a una presión arterial saludable.

Ingredientes:
- 1 pepino mediano, pelado y cortado en trozos
- 1/4 taza de hojas de menta fresca
- 1 manzana verde, cortada en trozos
- 1 taza de agua de coco
- Jugo de 1/2 limón

Smoothie de Remolacha y Berries

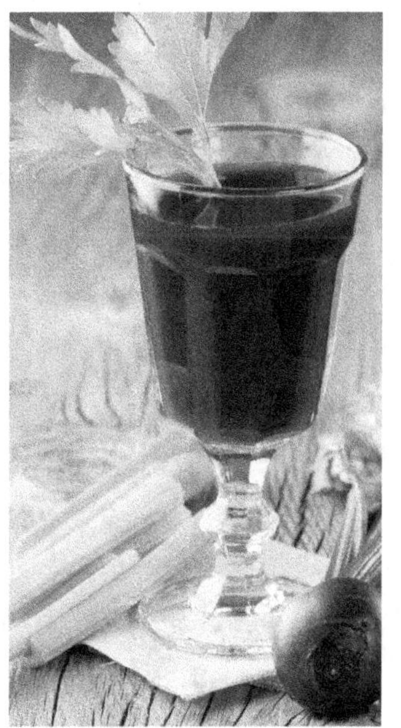

Beneficios: La remolacha es rica en nitratos que ayudan a reducir la presión arterial, mientras que las berries aportan antioxidantes y fibra que mejoran la salud cardiovascular.

Ingredientes:
- 1/2 remolacha cocida y pelada
- 1/2 taza de arándanos
- 1/2 taza de fresas
- 1 plátano o cambur
- 1 taza de leche de almendra sin azúcar.

SMOOTHIES PARA LA SALUD GENERAL DEL CORAZÓN

Smoothie de Quinoa y Frutas

Beneficios: La quinoa es una fuente completa de proteínas y fibra, mientras que las frutas aportan antioxidantes y vitaminas esenciales para el corazón.

Ingredientes:
- 1/2 taza de quinoa cocida
- 1 taza de fresas
- 1/2 taza de mango
- 1 plátano o cambur
- 1 taza de leche de almendra sin azúcar

SMOOTHIE DE PAPAYA Y SEMILLAS DE CHÍA

Beneficios: La papaya es rica en vitamina C y antioxidantes que apoyan la salud del corazón, mientras que las semillas de chía aportan ácidos grasos omega-3 y fibra.

Ingredientes:

- 1 taza de papaya fresca, pelada y cortada en trozos
- 1 cucharada de semillas de chía
- 1 plátano o cambur
- 1 taza de agua de coco

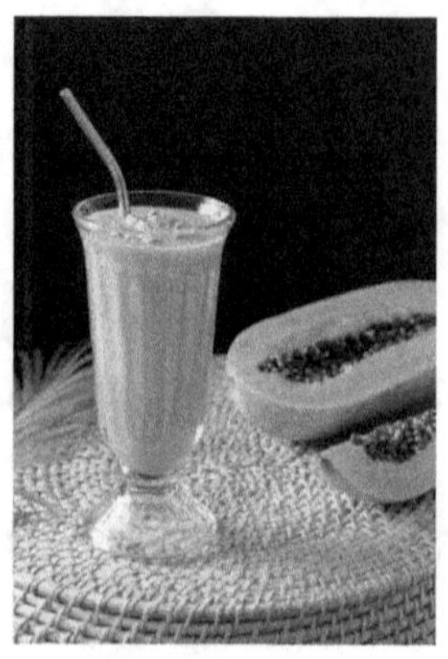

CAPITULO 4
Planes de Acción y Desafíos

En éste capítulo, te ofreceremos estrategias prácticas para integrar los smoothies en tu vida diaria y maximizar sus beneficios para la salud cardiovascular.

Plan de 7 días para un corazón saludable.

Este plan de 7 días está diseñado para ayudarte a introducir los smoothies en tu dieta de forma gradual y efectiva, mientras obtienes beneficios concretos para tu salud cardiovascular. Cada día tiene un enfoque específico para asegurar que estés obteniendo una variedad de nutrientes esenciales corazón más saludable y fuerte.

- ***Día 1: Smoothies Antioxidantes***
Smoothie de Bayas del Corazón con el objetivo de comenzar el día con una dosis potente de antioxidantes. Las bayas son ricas en vitamina C y flavonoides, lo que ayuda a combatir el daño oxidativo.

- Día 2: Fomento de la Salud Arterial
Smoothie Verde Energizante, con el objetivo incluir vegetales de hoja verde para aumentar los nitratos en tu dieta, que pueden ayudar a mejorar la función arterial y reducir la presión arterial.

- ***Día 3: Reducción del Colesterol***

Smoothie de Aguacate y Espinacas, con el objetivo de incorporar grasas saludables y fibra para apoyar la reducción del colesterol LDL y la salud arterial.

- ***Día 4: Apoyo a la Presión Arterial***

Smoothie de Pepino y Menta, con el objetivo de utilizar éstos ingredientes para mantener la presión arterial en niveles saludables y mejorar la hidratación.

- ***Día 5: Salud Cardiovascular y Digestiva***

Smoothie de Quinoa y Frutas, con el objetivo de aportar proteínas completas y fibra para una digestión saludable y un corazón fuerte.

- ***Día 6: Control del Colesterol y Azúcar en Sangre***

Smoothie de Manzana Verde y Canela, con el objetivo de utilizar la fibra de la manzana y las propiedades antioxidantes de la canela para equilibrar el azúcar en sangre y reducir el colesterol.

- ***Día 7: Integración de Super alimentos***

Smoothie de Papaya y Semillas de Chía, con el objetivo de maximizar el contenido de nutrientes, incluyendo ácidos grasos omega-3 y vitaminas esenciales..

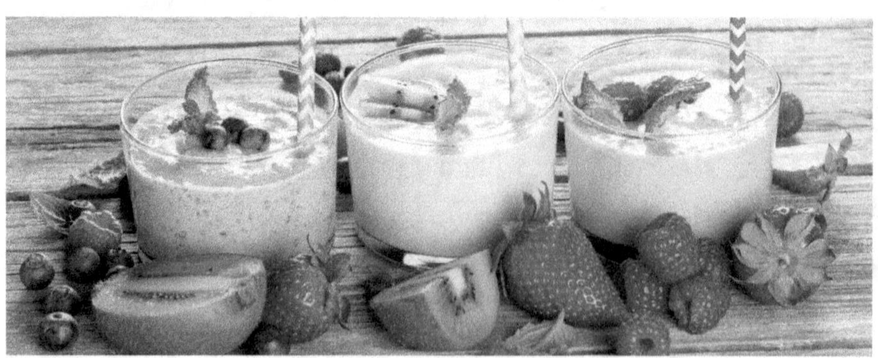

DESAFÍO DE SMOOTHIES: CÓMO HACERLO PARTE DE TU RUTINA ?

Para obtener el máximo beneficio de los smoothies y convertirlos en una parte integral de tu vida, te proponemos el siguiente desafío de 21 días. Este desafío está diseñado para ayudarte a establecer hábitos sostenibles y disfrutar de los beneficios a largo plazo.

- Incorporar un smoothie en tu dieta diaria, preferiblemente en el desayuno.

- Experimentando y diversificando: Probar al menos tres recetas diferentes durante la semana para mantener la variedad y el interés.

- Integración y evaluación: Convertir el smoothie en una parte establecida de tu rutina diaria y evaluar los cambios en tu salud.

CÓMO EVALUAR TU PROGRESO.

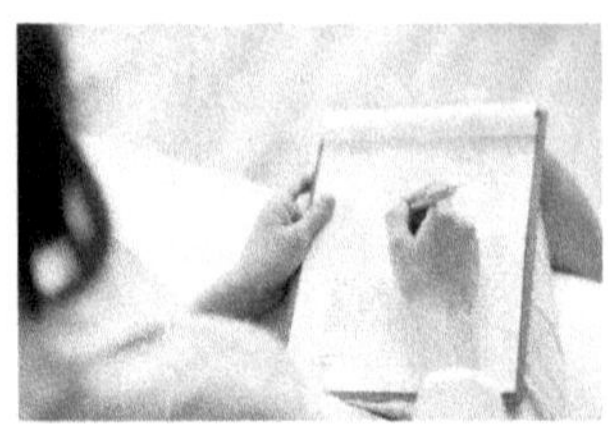

Para asegurar que estás obteniendo el máximo beneficio de tus smoothies y mantenerte motivado, es crucial evaluar tu progreso de manera regular. Aquí te ofrecemos algunos métodos efectivos para hacerlo:

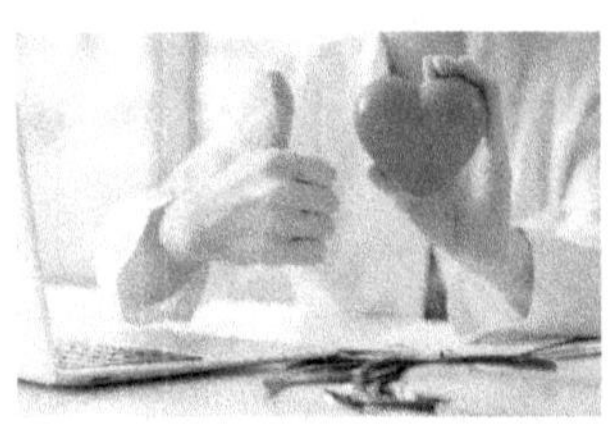

1. **Registro de salud personal**. Lleva un diario de salud donde anotes cómo te sientes cada día, los cambios en tu energía y cualquier mejora en síntomas relacionados con la salud cardiovascular. Cambios en la presión arterial, niveles de colesterol (si has realizado pruebas), y tu nivel general de bienestar.

2. **Seguimiento de hábitos**. Usa una aplicación de seguimiento de alimentos o una hoja de cálculo para registrar qué smoothies has consumido y cuándo.

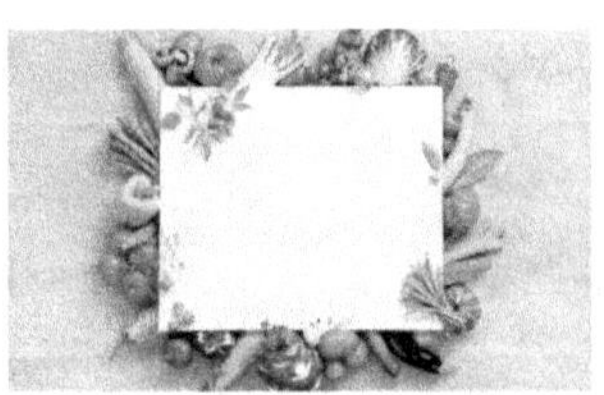

3. **Autoevaluación de objetivos**. Revisa tus objetivos iniciales y reflexiona sobre si los has alcanzado. Si has notado mejoras en tu salud cardiovascular, cómo te sientes con los cambios en tu dieta, y si el smoothie se ha convertido en una parte regular de tu rutina.

4. **Consultas de salud:** Programa visitas periódicas con tu profesional de salud.

CAPITULO 5
CONCLUSIONES

¡Felicitaciones por llegar al final de este viaje hacia una mejor salud cardiovascular! En éste capítulo, vamos a resumir los principales beneficios de los smoothies para tu corazón y proporcionarte pasos claros para mantener un corazón saludable a largo plazo. Queremos que te sientas inspirado y satisfecho con todo lo que has aprendido, y preparado para continuar aplicando estos conocimientos en tu vida diaria.

Beneficios de los Smoothies para el Corazón

- ***Antioxidantes Poderosos***: Los smoothies que incorporan bayas y vegetales verdes son una fuente rica de antioxidantes. Estos compuestos protegen tus células del daño oxidativo, reducen la inflamación y promueven una circulación saludable. Al incluir regularmente smoothies ricos en antioxidantes, estás apoyando la salud de tus arterias y reduciendo el riesgo de enfermedades cardíacas.
- ***Control del Colesterol***: Los smoothies que combinan ingredientes como aguacate, espinacas, y manzana verde ayudan a reducir el colesterol LDL y aumentar el colesterol HDL. Estas combinaciones de grasas saludables y fibra no solo limpian tus arterias, sino que también equilibran tus niveles de colesterol para mantener tu corazón en óptimas condiciones.
- ***Regulación de la presión arterial:*** Smoothies que contienen pepino, remolacha y menta pueden contribuir a una presión arterial saludable. Estos ingredientes están cargados de nitratos y potasio, que ayudan a relajar los vasos sanguíneos y mantener una presión arterial equilibrada, reduciendo el riesgo de hipertensión y problemas cardiovasculares.

- Soporte integral para la salud del Corazón: Al incluir ingredientes como quinoa, papaya, y semillas de chía, tus smoothies proporcionan un aporte equilibrado de proteínas, fibra, y grasas saludables. Estos super alimentos trabajan en conjunto para fortalecer tu sistema cardiovascular, mejorar la digestión, y proporcionar una energía duradera.

Pasos siguientes para mantener un Corazón Saludable

- Continúa integrando Smoothies en tu rutina. Has visto cómo los smoothies pueden ser una herramienta poderosa para mejorar tu salud cardiovascular. Continúa haciendo de ellos una parte regular de tu dieta, experimentando con diferentes recetas y ajustando los ingredientes según tus necesidades y preferencias.

- Adopta un enfoque integral hacia la salud Cardiovascular. Los smoothies son solo una parte de una dieta equilibrada. Combínalos con otras prácticas saludables como una alimentación variada, ejercicio regular, y una buena gestión del estrés. Ésta combinación te ayudará a mantener un corazón fuerte y saludable a largo plazo.

- Evalúa y ajusta tu progreso regularmente. La evaluación constante de tu salud y bienestar te permitirá ver los beneficios tangibles de tus esfuerzos. Usa un diario de salud o aplicaciones para monitorear tu progreso y realizar ajustes según sea necesario. Consultar con un profesional de la salud también te ayudará a hacer mejoras informadas y seguras en tu dieta y estilo de vida.

- Inspira a otros a hacer lo mismo. Comparte tus experiencias y recetas con amigos y familiares para inspirar a otros a mejorar su salud cardiovascular. La motivación y el apoyo mutuo pueden hacer que el proceso sea más agradable y efectivo para todos.

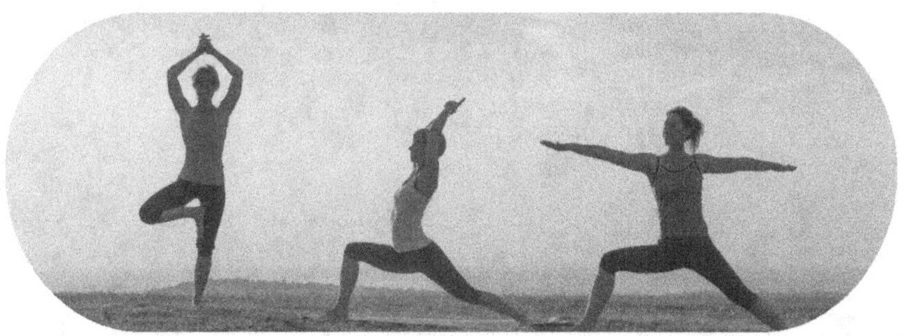

www.ingramcontent.com/pod-product-compliance
Lightning Source LLC
Chambersburg PA
CBHW071217260726
48653CB00041B/990